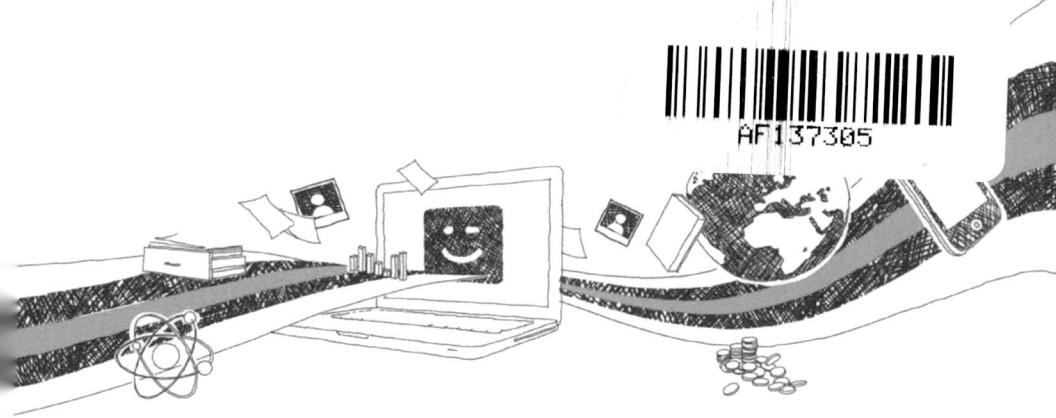
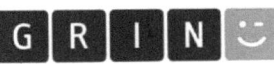

Bibliographic information published by the German National Library:

The German National Library lists this publication in the National Bibliography;
detailed bibliographic data are available on the Internet at http://dnb.dnb.de .

Imprint:

Copyright © 2019 GRIN Verlag
Print and binding: Books on Demand GmbH, Norderstedt Germany
ISBN: 9783346001597

This book at GRIN:

https://www.grin.com/document/494320

Juan Costa Lorente

Epidemiología, presentación clínica, tratamiento y factores pronósticos de la hemorragia subaracnoidea aneurismática

Tratamiento quirúrgico y embolización endovascular

GRIN Verlag

GRIN - Your knowledge has value

Since its foundation in 1998, GRIN has specialized in publishing academic texts by students, college teachers and other academics as e-book and printed book. The website www.grin.com is an ideal platform for presenting term papers, final papers, scientific essays, dissertations and specialist books.

Visit us on the internet:

http://www.grin.com/

http://www.facebook.com/grincom

http://www.twitter.com/grin_com

"EPIDEMIOLOGÍA, PRESENTACIÓN CLÍNICA, TRATAMIENTO Y FACTORES PRONÓSTICOS DE LA HEMORRAGIA SUBARACNOIDEA ANEURISMÁTICA."

Juan Costa Lorente. Universidad Europea de Madrid.

José Manuel Ortega Zufiría. Bernardino Choque Cuba. Mario Sierra Rodríguez. Yaiza López Ramírez. Jorge Bernal Piñeiro. Hospital Universitario de Getafe. Madrid.

ÍNDICE:

RESUMEN:

Introducción: La hemorragia subaracnoidea (HSA) aneurismática es un problema neuroquirúrgico muy grave, asociado a altas tasas de morbilidad y de mortalidad. Tras la hemorragia inicial fallecen hasta el 50% de los pacientes, y el 30-40% de los enfermos sufren un nuevo sangrado durante el primer mes. El porcentaje de defunciones debido al resangrado se encuentra entre el 60% y el 75%. Tanto la embolización endovascular como la cirugía disminuyen la tasa de mortalidad, y mejoran la calidad de vida de los supervivientes. En los últimos años, la embolización endovascular se ha convertido en el método de elección para prevenir el resangrado, especialmente en Europa, reemplazando ampliamente a la cirugía.

Objetivo: El objetivo de este estudio ha sido describir una serie de pacientes con hemorragia subaracnoidea espontánea, secundaria a rotura aneurismática, tratados en el Hospital Universitario de Getafe entre los años 2010 y 2019, estudiar las diferentes opciones de diagnóstico y de tratamiento, y definir los factores pronósticos más importantes. Además, comparar los resultados de ambos tratamientos (quirúrgico y endovascular).

Material y Métodos: Se han estudiado 110 pacientes, 58 varones y 52 mujeres, con una edad media de 40,8 años. Se ha llevado a cabo un estudio retrospectivo, de revisión de historias clínicas, recogiendo la epidemiología.

Resultados: Del total, 25 pacientes han sido tratados quirúrgicamente y 85 mediante embolización endovascular. Se ha establecido que el mejor manejo en este tipo de pacientes es la realización de Tomografía Computarizada (TC) de cráneo y arteriografía cerebral, así como el ingreso para vigilancia en UCI.

Discusión: En este estudio, la situación clínica neurológica al ingreso, el volumen y la distribución de sangre en la TC y la edad del paciente, parecen ser las variables más influyentes en el resultado final.

ABSTRACT:

Introduction: Aneurysmal subarachnoid haemorrhage (ASH) is a very serious neurosurgical problem, associated with high rates of morbidity and mortality. After the initial haemorrhage, up to 50% of the patients die, and 30-40% of the patients suffer a new bleeding during the first month. The percentage of deaths due to a new bleeding is between 60% and 75%. Both endovascular embolization and surgery treatments reduce the mortality rate and improve the quality of life of the survivors. In recent years, endovascular embolization has become the method of choice to prevent new bleeding, especially in Europe, widely replacing surgery.

Objective: The aim of this study was to describe a series of patients with spontaneous subarachnoid haemorrhage, secondary to aneurysmal rupture, treated at the University Hospital of Getafe between 2010 and 2019, to study the different diagnostic and treatment options, and to define the most important prognostic factors. In addition, compare the results of both treatments (surgical and endovascular).

Material and Methods: We studied 110 patients, 58 men and 52 women, with an average age of 40.8 years. A retrospective study has been carried out, reviewing clinical histories and collecting epidemiology.

Results: Of the total, 25 patients have been treated surgically and 85 by endovascular embolization. It has been established that the best management in this type of patients is the performance of Computed Tomography (CT) of the skull and cerebral arteriography, as well as admission for surveillance in the ICU.

Discussion: In this study, the neurological clinical situation at admission, the volume and distribution of blood in the CT and the age of the patient, seem to be the most influential variables in the final result.

INTRODUCCIÓN:

CONCEPTO DE HEMORRAGIA SUBARACNOIDEA (HSA): La HSA es una extravasación de sangre en el espacio subaracnoideo o leptomeníngeo. La causa más frecuente de hemorragia subaracnoidea es el traumatismo craneoencefálico. La hemorragia subaracnoidea primaria espontánea es con mayor frecuencia causada por la ruptura de un aneurisma cerebral, aunque existen otras causas como las malformaciones vasculares, tumores cerebrales, alteraciones de la pared vascular y alteraciones de la coagulación. De un 15 a un 25% de los casos no se encuentra causa del sangrado constituyendo este grupo la hemorragia subaracnoidea idiopática cuyo pronóstico es mucho más benigno[1]. Se han implicado diversos factores de riesgo para sufrir HSA entre ellos la hipertensión arterial, el hábito tabáquico, el alcohol y el consumo de drogas simpaticomiméticas[2]. Algunos estudios han descrito una mayor frecuencia de casos en relación a estaciones meteorológicas, al aparecer una mayor frecuencia en invierno y primavera, o en relación a cambios de presión. Sin embargo, estos datos no se han corroborado en estudios nacionales[3]. Parece que existe una predisposición familiar a la formación de aneurismas y por ello a sufrir HSA. Existen síndromes genéticos con mayor predisposición a presentar aneurismas como la poliquistosis renal autosómica dominante o la enfermedad de Ehlers-Danlos tipo IV[4]. Estos síndromes apoyan la posible existencia de una agregación familiar en la presencia de aneurismas. La mejor prevención de la HSA consistiría en detectar aquellos pacientes con aneurismas cerebrales y tratarlos antes de que se produjera su ruptura. En estudios autópsicos y radiológicos se ha estimado que la prevalencia de aneurismas incidentales (AI) en la población general es alrededor de un 2% aunque otros estudios han observado un incremento constante de la frecuencia de aneurismas con la edad oscilando entre el 1% hasta los 30 años, y del 3 al 8% entre los 40-70 años. Con el aumento de las técnicas modernas de Neuroimagen, cada vez es más frecuente tener que tomar una decisión ante un paciente portador de un aneurisma incidental[5]. El tratamiento ideal en estos casos todavía es objeto de discusión debido a la selección de las poblaciones incluidas en los distintos estudios. King en 1994 realizó un estudio sistemático y un Meta análisis de las series más importantes publicadas hasta esa fecha. En este estudio se apreció una morbilidad del 4.1% y una mortalidad del 1% en los pacientes tratados selectivamente. Sin embargo, no se pudieron identificar los factores de riesgo a tener en cuenta para indicar el tratamiento quirúrgico. En 2014 se publicaron los resultados obtenidos en el Estudio Internacional de Aneurismas Intracraneales

Incidentales. Este trabajo consta de un grupo de 1.449 pacientes en los que se analiza retrospectivamente la historia natural y un segundo grupo de 1.172 pacientes en los que se analiza prospectivamente la morbimortalidad del tratamiento. La incidencia media de sangrado es del 0.5%/año. Esta cifra varía dependiendo del tamaño del aneurisma, apreciándose una incidencia de ruptura de 0.05%/año en aneurismas menores de 5 mm y sin historia de HSA previa; alrededor de un 1%/año en pacientes con aneurismas mayores de 10 mm y un 6%/año en aneurismas gigantes. En este análisis, el tamaño aneurismático (> 10 mm) y la localización (vertebrobasilar) son factores predictivos independientes de ruptura. La morbimortalidad encontrada en el estudio prospectivo fue muy superior a la reportada hasta la fecha (13-15% al año), siendo la edad el principal factor predictivo[6]. Por lo tanto, concluyeron que el riesgo de rotura en aneurismas pequeños era muy bajo, excediendo el tratamiento quirúrgico el riesgo de rotura en estos casos. Sin embargo, se han publicado varias notas editoriales rebatiendo estas conclusiones debido al sesgo introducido al comparar ambas poblaciones. Otros autores han identificado factores dependientes del individuo y del aneurisma como factores predictivos de rotura de un AI, entre los cuales destacan la edad superior a los 60 años, el sexo femenino, la localización en la circulación posterior, el tamaño mayor de 5 mm y si se trata de un aneurisma sintomático. La decisión de tratar un AI se deberá individualizar en cada caso teniendo en cuenta la edad, tamaño y localización del aneurisma, patología de base y experiencia del equipo quirúrgico y endovascular.

INCIDENCIA Y PREVALENCIA:

La HSA supone del 6 al 8% de todas las enfermedades vasculares cerebrales agudas, aunque su importancia radica en que afecta a pacientes de menor edad en general que el ictus isquémico y tiene una elevada morbi-mortalidad. Su incidencia no ha cambiado significativamente en los últimos años. Se han introducido nuevos métodos terapéuticos y cada vez más se usan protocolos que parecen haber mejorado la mortalidad general de esta enfermedad en las últimas décadas. La hemorragia subaracnoidea aneurismática (HSA), es una enfermedad frecuente y potencialmente curable, si bien la morbimortalidad, considerada globalmente, es elevada. Hasta el 12% de los pacientes que la sufren no son adecuadamente diagnosticados o mueren antes de llegar al hospital, y alrededor del 30% de los pacientes que llegan vivos al hospital fallecen en los primeros días. Además, la morbilidad es significativa en el 50% de los supervivientes[7]. La mortalidad hospitalaria en nuestro país es similar a la descrita en estudios internacionales siendo del 26%. La incidencia de la HSA ha permanecido prácticamente estable a lo largo de los últimos 30 años, al contrario que otros tipos de accidentes cerebrovasculares. La edad de presentación más frecuente en la HSA es alrededor de los 55 años, aumentando la incidencia al aumentar la edad. En los estudios epidemiológicos analizados, se aprecia una mayor incidencia (entre 1.6 y 4.5 veces) en mujeres sobre todo a partir de los 55 años. En nuestro medio, al no existir un registro centralizado, es imposible conocer los datos exactos de la incidencia y prevalencia de HSA[9].

PRESENTACIÓN CLÍNICA Y DIAGNÓSTICO:

A pesar de que el tratamiento precoz de los aneurismas está cada vez más extendido, el resangrado continúa siendo una causa importante de mortalidad y morbilidad. El riesgo de resangrado con tratamiento conservador de los aneurismas es de hasta un 30% en el primer mes estabilizándose posteriormente en un 3% al año. El riesgo de resangrado aumenta en enfermos con presión arterial elevada, mal grado clínico y en aquéllos en los que el periodo entre el diagnóstico y el tratamiento es mayor. El resangrado es la principal causa de mortalidad tratable y debe ser evitado. Antes de la ruptura "mayor" de un aneurisma, pueden ocurrir síntomas premonitorios ("cefalea centinela") hasta en un 45% de los casos[10].

El síntoma más frecuente es una cefalea brusca. Aunque no existe una escala perfecta, hoy día las más validadas son la de Hunt y Hess y la propuesta por la Federación Mundial de Sociedades Neuroquirúrgicas, WFNS (I GCS 15 No Focalidad; II GCS 14-13 No Focalidad; III GCS 14-13 Sí Focalidad; IV GCS 12-7 Sí/No Focalidad; V GCS 6-3 Sí/No Focalidad) basada en la escala de coma de Glasgow cuya puntuación desglosada debe quedar también registrada (Figura 1).

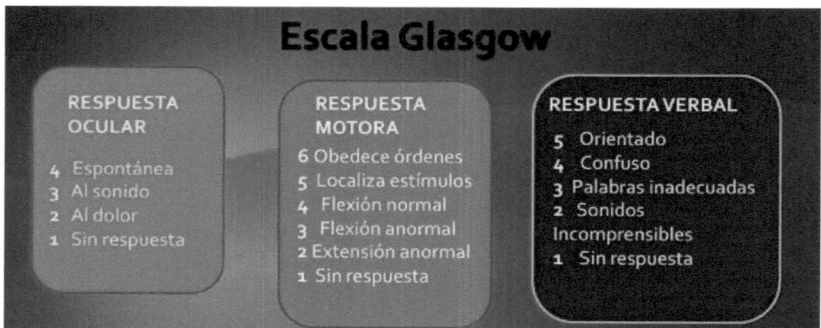

Figura 1. ESCALA DE GLASGOW PARA EL COMA.

La Tomografía Computarizada (TC) es la prueba más sensible en el diagnóstico de la HSA y siempre se debe practicar lo antes posible después de la sospecha clínica de HSA. La cuantificación del depósito hemático en el espacio subaracnoideo es muy difícil de determinar.

La escala más utilizada hoy día es la de Fisher (Figura 2), aunque se han propuesto otras que tienen en cuenta el volumen de sangrado intraventricular.

Clínicamente, se utiliza igualmente la Escala de Hunt y Hess (Figura 2).

Sin embargo, la prueba estándar para el diagnóstico de aneurismas responsable de HSA sigue siendo la angiografía cerebral (Figura 3) para descartar la presencia de patología vascular subyacente.

Escala de Fisher	
I	Sin evidencia de sangrado en cisternas ni ventrículos
II	Sangre difusa fina, con una capa < 1 mm en cisternas medida verticalmente
III	Coágulo grueso cisternal, > 1 mm en cisternas medido verticalmente
IV	Hematomo intraparenquimatoso, hemorragia intraventricular, +/− sangrado difuso

Grado	Cuadro Clínico
I	Asintomático, leve cefalea o rigidez de nuca
Ia	Sin compromiso de conciencia, estable, pero con déficit neurológico establecido
II	Cefalea moderada a severa, rigidez de nuca, compromiso de nervios craneanos
III	Soporoso, confuso, con déficit focal leve
IV	Sopor moderado a profundo, hemiparesia moderada a severa, esbozo de rigidez de descerebración
V	Coma profundo, rigidez de descerebración, aspecto moribundo

Añadir 1 grado cuando existe enfermedad sistémica Grave o severo vasoespasmo angiográfico.

Figura 2. Escala de Fisher, Hemorragia Subaracnoidea, y Escala de Hunt y Hess.

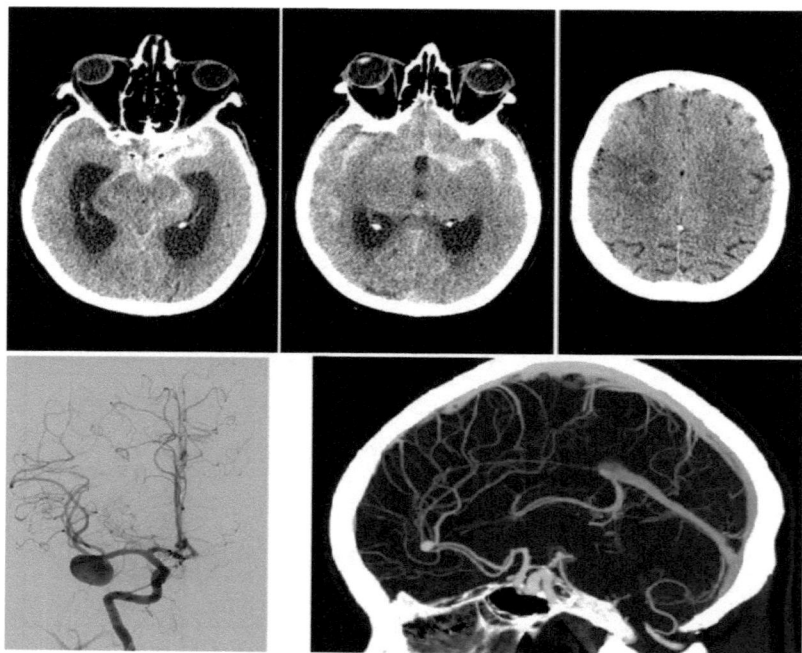

Figura 3. Imágenes de HSA en TC (Arriba) y Arteriografía Cerebral con aneurisma de A.C.M. (Abajo).

TRATAMIENTO:

No existe aún un consenso general entre diferentes autores para tratar los diferentes aspectos de esta enfermedad y los protocolos de manejo han cambiado considerablemente a lo largo del tiempo, variando entre distintos centros y países.

 Recientemente se tiende a adoptar en la mayoría de los centros un protocolo de manejo más uniforme, especialmente diseñado para mejorar la evolución global de la enfermedad y no sólo de los casos seleccionados para la cirugía[11].

Para ajustarse con éxito a estos protocolos, es necesaria la estrecha colaboración entre neurólogos, neurocirujanos, intensivistas y neurorradiólogos intervencionistas.

Los objetivos fundamentales para un correcto tratamiento de esta enfermedad son:

1. Diagnóstico precoz: en el 20% de los casos no se diagnostica adecuadamente la primera hemorragia. Es esencial el traslado inmediato a un centro hospitalario con servicios de Neurocirugía, UVI, y Neurorradiología. El neurocirujano sería el responsable de coordinar a los distintos especialistas integrados en el manejo de la HSA.

2. Prevención del resangrado: mediante cirugía y/o embolización.

3. Estabilización del paciente crítico en UVI, con el fin de intentar que la mayoría de los casos sean potencialmente tratables, mediante cirugía y/o embolización.

4. Prevención y tratamiento agresivo de la isquemia cerebral, especialmente en los casos en los que ya se ha ocluido el aneurisma.

A.- TRATAMIENTO QUIRÚRGICO:

El fin primordial del tratamiento quirúrgico es evitar el resangrado, con la adecuada colocación de un clip en el cuello aneurismático.

No se recomienda el recubrimiento ("*coating*") o el empaquetamiento ("*wrapping*") del saco, pues no reduce significativamente el riesgo de resangrado.

El "*trapping*" del aneurisma o la ligadura de carótida pueden estar indicados en determinadas ocasiones[12].

B.- TRATAMIENTO ENDOVASCULAR:

A principios de los años 90 se introdujo la embolización endovascular con espirales ("*coil*") de platino.

Las indicaciones principales de la embolización, aunque éstas están en continua evolución y cambio son fundamentalmente:

1.- Fallo de la exploración quirúrgica.
2.- Mal grado clínico inicial.
3.- Mala condición médica.
4.- Aneurismas complejos con alto riesgo quirúrgico.
5.- Aneurismas de circulación posterior.
6.- No indicación quirúrgica por consideraciones anatómicas.
7.- Rechazo cirugía.

La embolización no está claramente indicada o sus resultados van a ser inferiores en aneurismas con cuellos anchos, hematomas intraparenquimatosos que requieren evacuación urgente, aneurismas gigantes y grandes de fácil acceso neuroquirúrgico (en circulación anterior), aneurismas de cerebral media y aneurismas muy pequeños (<2 mm). En el caso de aneurismas múltiples se comenzará con el aneurisma con más posibilidades de haberse roto, para lo cual se valorarán los siguientes signos:

- **Distribución de sangre en TC inicial.**

- **Aneurismas de mayor tamaño.**

- **Bordes lobulados o irregulares del aneurisma.**

- **El aneurisma más proximal.**

Las principales complicaciones y su tratamiento más adecuado tras la HSA son resangrado, vasoespasmo/isquemia, hidrocefalia o crisis convulsivas.

FACTORES PRONÓSTICOS:

En muchos estudios se han empleado las escalas de Glasgow, tanto la escala para el Coma como la escala Evolutiva o Pronóstica (Figura 4), como índices de resultado clínico del tratamiento de la HSA aneurismática. Sin embargo, ambas escalas tienen una alta variabilidad interpersonal y son dependientes del estado clínico residual pre-tratamiento, por lo que no son universalmente aceptadas, con algunos interrogantes. El objetivo último, tanto de la cirugía como de la embolización, es evitar el resangrado, manteniendo la mejor situación neurológica posible.

El resultado final del tratamiento de la HSA también depende de los cuidados médicos del paciente, tales como las medidas anti vaso-espasmo, la profilaxis de crisis comiciales y el tratamiento de complicaciones asociadas, procedimientos bien descritos en gran número de protocolos.

Los méritos relativos tanto del tratamiento quirúrgico convencional como de la embolización endovascular dependen tanto de su seguridad (riesgo de complicaciones médicas asociadas, estancia hospitalaria o integridad neurológica, entre otros) como de su capacidad para prevenir el re-sangrado[1].

Escala evolutiva de Glasgow	
Divide el estado del paciente en cuatro estados y el fallecimiento. Cada grado está marcado por un grado de integración social y laboral distinto.	
- **GRADO I**	MUERTE
- **GRADO II**	ESTADO VEGETATIVO. Incapaz de actuar recíprocamente con el ambiente.
- **GRADO III**	INCAPACIDAD SEVERA. Capaz de seguir órdenes / incapaz de vivir de forma independiente.
- **GRADO IV**	INCAPACIDAD MODERADA Capaz de vivir independiente; incapaz de volver a su trabajo o estudios
- **GRADO V**	RECUPERACIÓN BUENA Capaz de volver a trabajar o estudiar.

Figura 4. Escala pronóstica de Glasgow, para establecer la evolución o resultado final.

PLANTEAMIENTO Y OBJETIVOS:

La hemorragia subaracnoidea (HSA) espontánea es una emergencia neurológica caracterizada por la extravasación de sangre dentro de los espacios que cubren el sistema nervioso central y que normalmente están ocupados por líquido cefalorraquídeo (LCR). La causa principal de HSA no traumática es la ruptura de un aneurisma intracraneal, que explica alrededor del 80-85% de los casos y tiene una alta tasa de mortalidad y complicaciones. La HSA no aneurismática incluye la HSA perimesencefálica aislada (10-15% de casos), que tiene un buen pronóstico con escasas complicaciones neurológicas y una gran cantidad de causas muy infrecuentes que explican el resto de los casos. Los aneurismas saculares se desarrollan en los puntos de división arterial, normalmente en el polígono de Willis o en la siguiente ramificación. La mayoría de los aneurismas intracraneales nunca se rompen. El riesgo de ruptura depende directamente del tamaño y la localización del aneurisma. Los mayores factores de riesgo modificables de HSA son la hipertensión, el tabaquismo y la ingesta excesiva de alcohol; todos ellos más o menos duplican el riesgo. Los factores que precipitan la ruptura de un aneurisma son complejos; en un 20% de los casos la HSA va precedida por algún tipo de esfuerzo que implica un aumento de la presión arterial, pero no son factores necesarios. El diagnóstico y el manejo en fase aguda de la HSA representan un desafío para neurólogos, neurocirujanos, anestesiólogos, radiólogos intervencionistas e intensivistas. Los estudios angiográficos sirven para identificar la existencia de uno o más aneurismas como causas potenciales de sangrado y estudiar la configuración anatómica del aneurisma en relación a las arterias adyacentes, lo que permite una selección óptima del tratamiento (clipaje quirúrgico o embolización).

Considerando todo lo anteriormente expuesto, este trabajo intenta cumplir los siguientes objetivos:

1.) Recoger una serie amplia de pacientes que han sufrido HSA, y estudiar su perfil epidemiológico y su forma de presentación clínica más habitual.

2.) Diseñar un esquema práctico de actuación clínica en estos pacientes, así como describir los factores de riesgo que determinan la probabilidad de desarrollar complicaciones en el grupo de pacientes que sufren HSA, estudiando los principales factores que influyen en la evolución clínica. Determinar el mejor tratamiento médico posible. Revisión bibliográfica.

3.) Comparar, de forma sencilla, el tratamiento quirúrgico convencional ("clip") con la terapia de embolización endovascular ("coil"). Ventajas e inconvenientes. Resultados.

4.) Analizar las distintas variables clínicas que pueden actuar sobre el resultado "bueno" o "malo", y el pronóstico final del paciente que sufre hemorragia subaracnoidea.

MATERIAL Y MÉTODOS:

Se ha realizado un estudio retrospectivo, de revisión de Historias Clínicas, de los pacientes que presentan HSA aneurismática tratada en el Hospital Universitario de Getafe desde el año 2015 hasta 2019.

Los criterios de inclusión (110 pacientes) han sido: HSA espontánea. Aneurisma de arterial cerebral. Tratamiento del aneurisma bien mediante clipaje quirúrgico clásico, o bien mediante embolización endovascular.

Los criterios de exclusión (56 pacientes) han sido: HSA traumática o "no filiada" (no aneurismática). Pacientes que ingresan para tratamiento de aneurismas arteriales cerebrales asintomáticos ("no rotos" o aneurismas incidentales). Pacientes tratados en otros centros. Pacientes en los que se decidió no efectuar tratamiento. Historia y/o datos incompletos.

Con la revisión de las Historias Clínicas se han recogido las siguientes variables:

VARIABLES ANALIZADAS:
1.- EDAD
2.- SEXO.
3.- FECHA DE INGRESO.
4.- SITUACIÓN CLÍNICA AL INGRESO SEGÚN LA ESCALA WFNS.
5.- ANTECEDENTES MÉDICOS.
6.- ESCALA DE FISHER.

15

7.- ESCALA DE HUNT Y HESS.
8.- NÚMERO DE ANEURISMAS ENCONTRADOS EN LA ARTERIOGRAFÍA.
9.- LOCALIZACIÓN ANATÓMICA DEL ANEURISMA RESPONSABLE DEL SANGRADO.
10.- TIPO DE TRATAMIENTO REALIZADO (CLIPAJE QUIRÚRGICO CLÁSICO VERSUS EMBOLIZACIÓN ENDOVASCULAR), FECHA DEL MISMO
11.- SI SE HA REQUERIDO NUEVO RE-TRATAMIENTO.
12.- NÚMERO DE DÍAS DE ESTANCIA EN UCI.
13.- COMPLICACIONES.
14.- MORBILIDAD.
15.- DESARROLLO DE RE-SANGRADO.
16.- EVOLUCIÓN FINAL AL ALTA HOSPITALARIA, SEGÚN LA ESCALA DE GLASGOW.
17.- EVOLUCIÓN MEDIANTE ENTREVISTA POSTERIOR AL ALTA.

Con los datos obtenidos en el trabajo se han calculado la incidencia de HSA en relación al área sanitaria dependiente del Hospital Universitario de Getafe, la estancia hospitalaria global, la estancia en UCI, el número de ingresos hospitalarios por paciente en el Servicio de Neurocirugía, el número de reingresos precisados en planta, el número de reingresos en UCI, el tiempo de demora entre la HSA y el tratamiento y la estancia hospitalaria post-tratamiento. Se han agrupado las localizaciones aneurismáticas en Arteria Comunicante Anterior, Comunicante posterior, Carótida interna, Cerebral media, Circulación cerebral posterior u otros.

Se han comparado ambos tratamientos según la estancia hospitalaria global media, el número de ingresos medio por paciente, el número de pacientes que han reingresado, la estancia media en UCI, el tiempo de demora entre la HSA y el tratamiento, el número de pacientes con morbilidad post-tratamiento, el número de pacientes que han precisado re-tratamiento, el número de pacientes que han desarrollado re-sangrado y la evolución final, como resultado "bueno" (buena recuperación o incapacidad moderada) o "malo" (incapacidad grave, estado vegetativo persistente o exitus).

La evolución final del paciente con hemorragia subaracnoidea se ha determinado en el momento de su alta hospitalaria. Dentro del capítulo de la estadística analítica, para el estudio bivariable se ha empleado la prueba de Chi cuadrado. El límite de significación estadística se ha establecido en un intervalo de confianza de 95% ($p<0,05$). Se ha utilizado el paquete estadístico IBM SPSS 22.0 (IBM Corp. Released 2013. IBM SPSS Statistics for Windows, Version 22.0. Armonk, NY: IBM Corp.). En un futuro, el Servicio de Neurocirugía del Hospital de Getafe, recogiendo datos de paciente entre 1995 y 2019, valorará la influencia de diversas variables sobre un modelo previamente establecido, en general buena o mala evolución, posibilitando la realización de una escala de factores pronósticos, y mediante diversos modelos matemáticos, un índice de fiabilidad pronóstica.

RESULTADOS:

ESTUDIO DESCRIPTIVO:

Se han revisado 166 Historias Clínicas, siendo excluidos 56 pacientes debido a que o no cumplían criterios de inclusión o cumplían criterios de exclusión, por lo que finalmente en este estudio se han analizado los datos de 110 pacientes con HSA aneurismática. De ellos, 25 han sido tratados mediante cirugía y 85 con embolización endovascular. Se ha evidenciado presencia de aneurismas múltiples en el 15,73% de los pacientes (clipados = 12,94% versus embolizados = 21,79%). Del total de 110 pacientes, 52 fueron mujeres (47,28%) y 58 varones (52,72%). El rango de edad comprende de 14 a 82 años con una edad media de 40,8 +/- 13 años. La incidencia anual media estimada en el estudio ha sido de 1,85 +/- 0,64 por cada 100.000 habitantes, por año (considerando el área sanitaria dependiente de nuestro centro como de 863.000 habitantes).

La evolución de las distintas opciones de tratamiento a lo largo de los años en el Hospital de Getafe se recoge en la Figura 5.

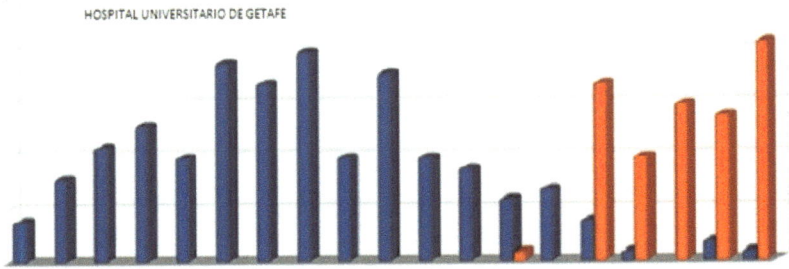

Figura 5. Evolución del tratamiento de los aneurismas intracraneales en el Hospital de Getafe, 2000-2019.

■ Aneurismas Clipados ■ Aneurismas Embolizados

No se han encontrado diferencias estadísticamente significativas en los dos grupos en relación a la edad media al ingreso (p=0,13), al sexo (p=0,12) y a la presencia de aneurismas múltiples, (p=0,08).

Por otra parte, se han encontrado diferencias estadísticamente significativas (p<0,04) en la localización aneurismática, según los grupos antes descritos. Los datos se encuentran reflejados en la Tabla 1 y en la Figura 6.

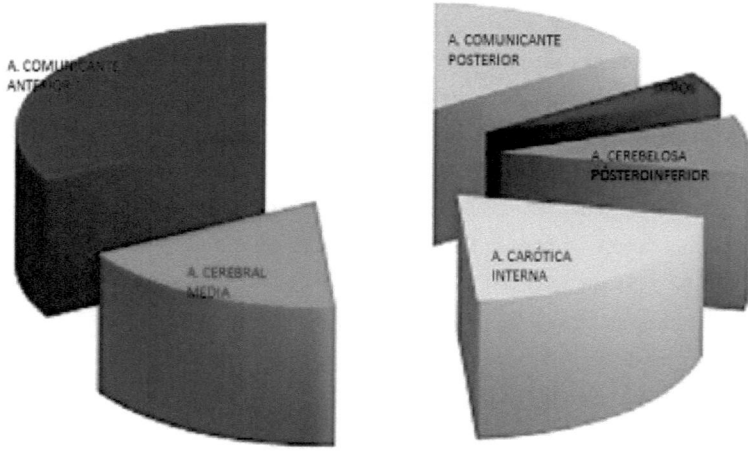

Figura 6. Localizaciones aneurismáticas recogidas en nuestro estudio.

18

Las localizaciones específicas de los aneurismas cerebrales rotos tratados en nuestro Hospital han sido, por orden de frecuencia: Arteria comunicante anterior (clipados quirúrgicamente = 35,88% versus embolizados por vía endovascular = 33,33%), Arteria cerebral media (clipados 25,29% versus embolizados 17,95%), Arteria comunicante posterior (clipados 23,53% versus embolizados 20,51%), Arteria carótida interna (clipados 7,06% versus embolizados 8,97%), Arteria cerebelosa póstero-inferior (PICA) (clipados 2,94% versus embolizados 3,84%) y otras localizaciones (clipados 5,24% versus embolizados 15,38%).

TABLA 1. CARACTERÍSTICAS EPIDEMIOLÓGICAS DE LOS PACIENTES CON HEMORRAGIA SUBARACNOIDEA.

	CIRUGÍA	EMBOLIZACIÓN	P
EDAD MEDIA	49+/- 13	52+/-13	0,13
SEXO			
MASCULINO	51,36%	53,1%	0,12
FEMENINO	48,64%	46,9%	0,12
A. MÚLTIPLES	12,94%	21,79%	0,08
LOCALIZACIONES ANEURISMÁTICAS AGRUPADAS			<0,04
TERRITORIO A.C.A.	39,41%	34,62%	
TERRITORIO A.C.I.	31,76%	34,62%	
TERRITORIO A.C.M.	25,29%	17,95%	
TERRITORIO C.P.	3,53%	12,82%	

Al comparar ambos tipos de tratamiento no se han encontrado diferencias estadísticamente significativas en la estancia hospitalaria global media (clipados=32 días; embolizados=28 días, p=0,29); el número de ingresos realizados por cada paciente; el número de pacientes que han necesitado nuevo ingreso (clipados=59,41%; embolicado

=65,38%, p=0,37); la estancia media en UCI (clipados=8 días; embolizados=9 días, p=0,47); el tiempo transcurrido desde la HSA y el tratamiento aplicado (clipados=6 días; embolizados=4 días, p=0,13); la estancia media postoperatoria (clipados=23 días; embolizados=23 días, p= 0,98) y la morbilidad que se desarrolló posterior a ambos procedimientos quirúrgico o vascular (clipados= 5,76%; embolizados= 1,13%, p= ,62) (Ver datos de Tablas 2 y 3 e imágenes ilustrativas de Figuras 7 y 8).

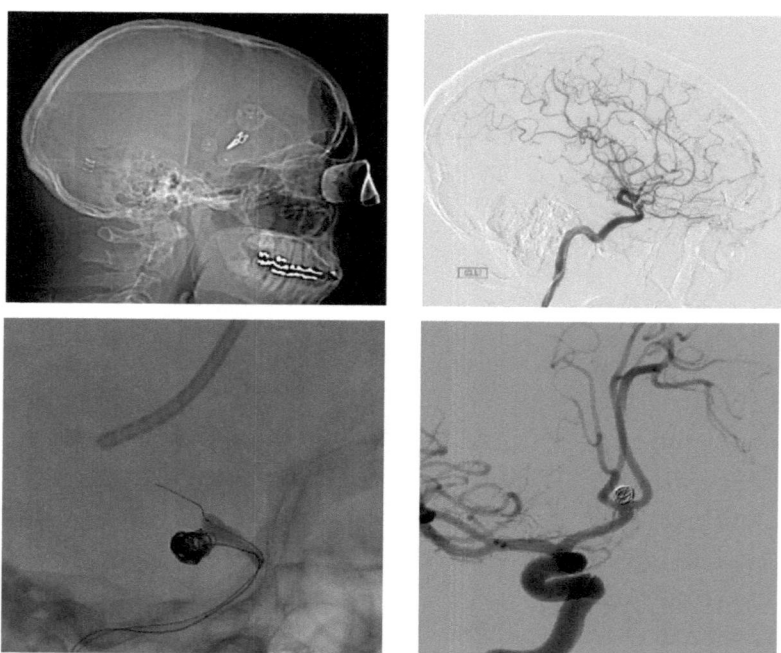

Figura 7. Tratamiento quirúrgico en las imágenes superiores y endovascular en las inferiores.

Un total de 15 pacientes han precisado nuevo tratamiento. De ellos, 10 han sido debidos a presencia de múltiples aneurismas. Pero sólo 5 de ellos han requerido "verdadero" re-tratamiento en el aneurisma inicial. Se han encontrado diferencias estadísticamente significativas en relación al número de pacientes que precisaron re-tratamiento (tanto por aneurismas múltiples como por "verdadero" re-tratamiento), siendo el grupo endovascular aquel que más porcentaje de pacientes ha precisado re-tratamiento (clipados = 8,24% vs embolizados = 20,51%, p < 0,007). Al excluir los re-tratamientos debidos a aneurismas múltiples (incidentales), se mantienen las diferencias significativas, mostrando un mayor porcentaje de pacientes que han precisado un "verdadero" re-tratamiento entre los pacientes previamente embolizados (clipados=1,18% versus embolizados=10,26%, p < 0,003).

A pesar de todo no se debe olvidar que la "n" comparada en este caso es bastante pequeña y que el tamaño de la muestra puede no tener suficiente potencia estadística. Un total de 10 pacientes han desarrollado re-sangrado. De ellos, 4 enfermos presentaron re-sangrado pretratamiento y 6 post-tratamiento. Todos ellos fueron secundarios a re-sangrado de los aneurismas iniciales, aunque en 4 de ellos coexistían aneurismas incidentales múltiples a distancia.

Analizando el total de re-sangrados, si bien no se alcanzaron diferencias significativas entre ambos procedimientos, los resultados muestran una mayor tendencia al re-sangrado en el grupo de embolizados (clipados = 5,88% vs embolizados = 12,82%, p = 0,06). Esta tendencia alcanzó la significación estadística al excluir los pacientes que habían sangrado antes del tratamiento y analizar los que verdaderamente re-sangraron post-tratamiento (clipados = 2,35% vs embolizados = 11,54%, p < 0,006), si bien es cierto que la muestra es pequeña, por lo que esta característica queda pendiente de confirmación.

No se han encontrado diferencias estadísticamente significativas en relación al porcentaje de defunciones hospitalarias entre los pacientes tratados en nuestro centro, aunque hay una tendencia a un mayor porcentaje de fallecimientos entre los pacientes intervenidos quirúrgicamente (clipados = 8,97% vs embolizados = 2,94%, p = 0,055).

RESULTADOS.

PRINCIPALES VARIABLES PRONÓSTICAS:

Las variables que demostraron significación estadística (p<0,05) en el resultado final fueron:	
	1.- **Situación clínica** y neurológica al ingreso, según la escala de Glasgow para el coma (WFNS).
2.	
	Escala de Fisher, según los hallazgos en la TC.
3.	
	Edad del paciente (Peor pronóstico en mayores de 55 años).

RESULTADOS EVOLUTIVOS GENERALES:								
BUENA RECUPERACIÓN					44			
INCAPACIDAD MODERADA					36			
INCAPACIDAD GRAVE					10			
ESTADO VEGETATIVO PERSISTENTE					8			
EXITUS					12			

Tabla 2. Resultados globales según la Escala Evolutiva de Glasgow.

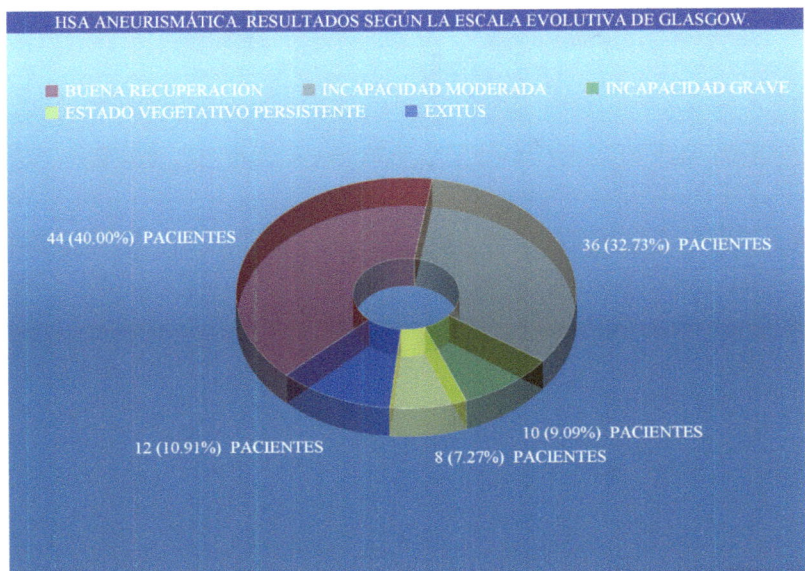

Figura 8. Evolución global de los pacientes que sufren Hemorragia Subaracnoidea aneurismática.

ESTUDIO COMPARATIVO DE CIRUGÍA Y EMBOLIZACIÓN.			
	Cirugía	**Embolización**	P
Estancia hospitalaria global media (días)	32,34 +/- 34,95	27,76 +/- 23,46	0,29
Número de ingresos / paciente	1,03 +/- 0,28	1,22 +/- 0,62	0,18
Pacientes que han reingresado	(59,41%)	(65,38%)	0,37
Estancia media en UCI (días)	7,99 +/- 10,52	9,17 +/- 12,72	0,47
Tiempo entre HSA y tratamiento (días)	6,12 +/- 8,78	4,37 +/- 7,52	0,13
Estancia post-procedimiento (días)	23,14 +/- 31,73	23,05 +/- 35,27	0,98
Pacientes con morbilidad post-procedimiento	(51,76%)	(55,13%)	0,62
Re-tratamientos (aneurismas múltiples + "verdaderos" re-tratamientos)	(8,24%)	(20,51%)	<0,007
Re-tratamientos "verdaderos"	(1,18%)	(10,26%)	<0,003
Total re-sangrados (pre y post tratamiento)	(5,88%)	(12,82%)	0,06
"Verdaderos" re-sangrados post-tratamiento	(2,35%)	(11,54%)	<0,006
Éxitus	(8,97%)	(2,94%)	0,055

Tabla 3. Estudio comparativo entre tratamiento quirúrgico y embolización endovascular.

DISCUSIÓN:

La incidencia de ictus en general ha disminuido en la última década fundamentalmente por la disminución del hábito tabáquico y el mejor control de la hipertensión arterial[1,9]. Dado que ambos factores también lo son de riesgo para la HSA se esperaría encontrar una disminución similar en el riesgo de HSA. Sin embargo, la disminución encontrada en un meta-análisis reciente de diferentes estudios epidemiológicos ha sido de tan sólo un 0,6% en las dos últimas décadas[2]. Un análisis detallado de los estudios epidemiológicos publicados hasta la fecha demuestra que la incidencia de HSA oscila alrededor de 9/100.000 habitantes/año[3,4]. En Finlandia o Japón por motivos desconocidos, se han reportado cifras que triplican esta incidencia[5]. No existen datos epidemiológicos generales en nuestro país sobre la incidencia de esta enfermedad, aunque sí hay algún dato parcial referido a alguna comunidad autónoma, siendo la incidencia calculada de la HSA menor que en otros países, ya que en estos estudios no supera los 5 casos anuales por cada 100.000 habitantes.

Muchos estudios encuentran un predominio del sexo femenino entre los 55 y 85 años, pero en cambio reconocen que hubo más casos del sexo masculino en adultos con edades comprendidas entre 25 y 45 años, lo cual se corresponde con lo reflejado en nuestra investigación. En lo referente a la edad, hubo un predominio del grupo de edades comprendidas entre 44 y 56 años, lo cual coincide con muchas publicaciones de diferentes autores[7-9]. En diversos estudios encuentran un predominio en el grupo de edad de 45 a 65 años con mayor número de mujeres que de hombres, y en otras series se publican un predominio de individuos con edades medias de 55 años.

La HSA predominó el grupo clínico de menor gravedad (Hunt y Hess grado I y II), lo cual se corresponde con varios autores. La condición clínica inicial tuvo asociación estadísticamente significativa con el estado al alta hospitalaria. Sin embargo, si bien hubo un predominio de grados clínicos bajos, al aplicar el análisis multivariable, la variable grado clínico III–IV–V de Hunt y Hess resultó significativa, implicando un riesgo de evolución desfavorable 14,3 veces mayor que los pacientes con grados clínicos iniciales I y II. Diversos autores publican que los grados III y IV de la escala Hunt y Hess se comportan como predictores de mortalidad e incapacidad grave después de la hemorragia, relacionándolo también con un deterioro neurológico temprano en las horas posteriores al sangrado subaracnoideo. En otro estudio se evidencia un predominio de los pacientes que presentan grados menos graves (I y II), no encontrando asociación significativa entre esta variable y el estado al alta hospitalaria[5].

El empleo de la escala de Fisher para estimar la intensidad del sangrado en el espacio subaracnoideo es un paso estándar desde hace varias décadas. Se ha visto que al aumentar su puntuación es más frecuente la aparición de complicaciones intracraneales significativas como el vasoespasmo cerebral y la hidrocefalia. Sin embargo, otros estudios no encontraron diferencias significativas entre el patrón en la TC de la hemorragia y el pronóstico a largo plazo de los pacientes. Esto no coincide con el presente estudio donde hubo asociación estadísticamente significativa entre el estado inicial y la condición clínica al alta. Otros autores relacionan los grados III y IV (escala de Fisher) con una evolución desfavorable, siendo predictivo de mal pronóstico. Varios autores coinciden en que las complicaciones durante la hospitalización son frecuentes, suponiendo en muchos de ellos un predominio de las complicaciones no neurológicas. En relación a las complicaciones neurológicas hubo un predominio del resangrado y el vasoespasmo cerebral sintomático (28,6 % cada uno), sin embargo, fue el resangrado el que se demostró como predictor independiente de mala evolución, con publicaciones similares en otros artículos[3,712]. Los factores de riesgo de resangrado son esencialmente, la demora en el ingreso y en el inicio de tratamiento, la tensión arterial elevada, aunque está más relacionado con cambios en la presión sanguínea, que con una cifra determinada, y la mala situación neurológica al ingreso. En la investigación realizada en diversos estudios esta variable resultó ser un factor de evolución desfavorable según lo demostrado en el análisis de regresión logística, con una estimación predictiva de mal pronóstico 9,7 veces mayor que los pacientes sin resangrado.

Otra de las complicaciones neurológicas presente en nuestro estudio fue el vasoespasmo cerebral sintomático. Esta complicación aparece por lo general entre los días 4 y 12, habiéndose dado casos de vasoespasmo hasta varias semanas después del sangrado inicial o de inicio más precoz a partir de las primeas 48 h. La presencia de vasoespasmo angiográfico se presenta hasta en el 66 % de los pacientes, pero el vasoespasmo sintomático (isquemia cerebral tardía) ronda tan solo el 30 %. Su intensidad guarda una relación directa con la cantidad de sangre extravasada inicialmente.

En un estudio publicaron una alta mortalidad en pacientes con vasoespasmo sintomático (42 %) posterior al sangrado subaracnoideo[5] siendo las alteraciones cognitivas y del comportamiento las manifestaciones más comunes. Hubo relación estadísticamente significativa entre el vasoespasmo sintomático y el estado al ingreso hospitalario, aunque sin embargo dicha variable no fue incluida dentro de nuestro modelo estadístico. El hallazgo puede deberse a la estrecha relación que tiene esta variable con el estado al ingreso hospitalario y la valoración de la cuantía del sangrado por medio de la escala de Fisher. Según lo reflejado por diferentes autores, en nuestro trabajo también predominó la ruptura de aneurisma intracraneal como principal causa de sangrado subaracnoideo (60 %). La principal localización de los aneurismas fue a nivel de la arteria cerebral anterior (42,9 %) lo cual se corresponde con lo publicado en diferentes trabajos. A pesar que se encontró asociación estadísticamente significativa entre las causas de la HSA y el estado al alta hospitalaria, no hubo significancia estadística entre la causa aneurismática y la evolución desfavorable al realizar el análisis multivariable en diversas publicaciones[2,4,10]. Esto puede explicarse por el predominio de pacientes con HSA aneurismática en estos estudios y la estrecha relación de esta causa y las principales complicaciones neurológicas presentadas por los pacientes, siendo una de ellas factor predictivo de mala evolución (resangrado). Hubo un discreto predominio de los pacientes con evolución clínica favorable al alta, lo cual se ha recogido previamente en varios estudios. A causa del progreso de los medios diagnósticos y la medicina asistencial, el pronóstico para estos pacientes ha mejorado significativamente en los decenios recientes. No obstante, los actuales datos epidemiológicos todavía indican un porcentaje alto de incapacidad (33 %) y de muerte (44 %) entre pacientes con HSA. En relación a los factores de mal pronóstico determinados en nuestro trabajo, resalta entre otros ya referidos en los resultados y concordantes con lo publicado sobre el tema, la combinación de la profundización del grado clínico de los pacientes (III–IV–V según Hunt y Hess) y el resangrado, aspectos también expresados en otras investigaciones. Dentro de las limitaciones que tiene este trabajo, además de que el pronóstico tiene una relación multicausal, que indiscutiblemente no solo agrupa las variables que abordamos, que se trata de un estudio retrospectivo. También es válido mencionar la posible introducción de sesgos durante los modelos de análisis multivariable. Las herramientas de predicción clínica en los pacientes con hemorragia subaracnoidea constituyen un tema de interés actual. Estas permiten cuantificar la contribución relativa de ciertas variables (por ejemplo: grado de la WFNS al ingreso, edad, tamaño grande del aneurisma, aneurismas múltiples, vasoespasmo clínico, hipertensión arterial previa) y condensan la información que identifica importantes indicadores o predictores. No obstante, su determinación se limita ante la heterogeneidad de los pacientes estudiados, variaciones regionales en el tratamiento, y diferentes puntos de vista sobre las escalas de valoración y el pronóstico. En el presente estudio constituyeron factores predictivos de mal pronóstico al alta: el estado clínico al ingreso grado III–IV–V según la escala Hunt y Hess y la complicación neurológica resangrado. La mortalidad en HSA se reporta internacionalmente hasta en 50% de los casos; dicha cifra no concuerda con lo recogido en nuestro estudio. Una de las variables predictivas principales en nuestros pacientes fue el tiempo de retraso quirúrgico. Es posible que las complicaciones agudas como el vasoespasmo, el infarto cerebral, el resangrado, el edema o la hipertensión intracraneal sean las responsables de la mortalidad tan alta en esta etapa temprana y que el manejo agresivo médico, quirúrgico o endovascular pueda mejorar el pronóstico final de estos pacientes. El vasoespasmo es considerado la principal causa de muerte o discapacidad y se refiere a la vasoconstricción intracraneal que se presenta entre los días 3-15 después de la hemorragia. La causa del vasoespasmo es desconocida e incluso con una terapia agresiva es capaz de desarrollar isquemia, infarto y muerte. A pesar de que las complicaciones agudas presentadas por nuestros pacientes no fueron evaluadas como parte de este trabajo, es posible que algunas de las causas señaladas sean responsables de los fallecimientos. La hiperglucemia ha demostrado ser un predictor poderoso de mal pronóstico en muchas formas de lesión cerebral aguda. Específicamente, en los pacientes que padecen HSA los niveles elevados de glucosa al ingreso han demostrado ser marcador de gravedad de la enfermedad y se relacionan con mal pronóstico funcional y muerte a los 6 meses. Esto refuerza la posibilidad de que la hiperglucemia, al ingreso, es un marcador de gravedad de la enfermedad y que es probablemente consecuencia de la liberación exagerada de catecolaminas durante el evento agudo hemorrágico. Uno de los factores independientes que se observó con mayor prevalencia en los pacientes que fallecieron fue el antecedente de hipertensión arterial sistémica, encontrándose en el 50% de los casos fatales. Sin duda, el tratamiento de los pacientes con HSA es todo un reto. Sin embargo, durante la última década se ha apreciado una disminución de la mortalidad, atribuida en parte a un tratamiento cada vez más precoz y al incremento de nuevas tecnologías en el campo del diagnóstico por la imagen, así como de los procedimientos quirúrgicos. No obstante, se estima que la dependencia parcial o total de los enfermos que sobreviven a una HSA alcanza hasta un 20% cuando se evalúa a los pacientes a los 12 meses, lo que se encuentra en el rango de lo publicado en esta serie. Varios son los factores que se han asociado a una mala evolución, entre ellos: la edad avanzada, el sexo femenino, la raza y los antecedentes médicos previos, entre otros muchos. Diferentes factores relacionados con evolución adversa demostrados en otros estudios fueron la hiperglucemia, la hipertensión arterial sistólica y el estado clínico al ingreso, acorde con la escala WFNS[7]. No solo la hiperglucemia como trastorno del metabolismo se ha relacionado con un pronóstico desfavorable, sino también las propias variaciones de la glucemia, como se demostró en un reciente estudio, donde la variabilidad estuvo asociada a un mayor sufrimiento cerebral y elevada mortalidad. Las cifras de tensión arterial sistólica superiores a 160 mmHg fueron un factor independiente de mal pronóstico, pero no se analizó si esto se debe a su relación con el resangrado[8]. Similar situación presentamos para el estado clínico al ingreso y con los grados más altos en la escala Fisher y el vasoespasmo. A juicio de los autores, probablemente es más debido a una contribución multifactorial, que de un solo factor, si tenemos en cuenta que los pacientes con mayor sangrado generalmente tienen peor estado clínico y son más propensos a presentar resangrado, hidrocefalia y vasoespasmo, así como mayores complicaciones quirúrgicas. Las complicaciones que se demostraron como predictores independientes de mala evolución fueron la sepsis respiratoria, los trastornos hidroelectrolíticos, la hidrocefalia, el resangrado, el vasoespasmo sintomático, el infarto cerebral y el resangrado múltiple, con publicaciones muy similares en otros estudios. El resangrado es reconocido como una de las complicaciones de peor pronóstico y de mayor mortalidad. Así lo reflejan diversas investigaciones, razón por la cual se recomienda que el tratamiento quirúrgico se realice lo antes posible. Aunque no son pocas las dificultades que se deben afrontar para lograr esta meta. Hay que señalar que en otras investigaciones no se encontró relación entre la sepsis y el pronóstico de los pacientes, en contraposición con lo que se refiere en otros trabajos, y a juicio de los autores se debe a que se agruparon varias condiciones que no son semejantes en cuanto a gravedad, como es el caso de la sepsis del sistema nervioso central y la flebitis, lo que pudo haber constituido a una fuente de sesgo. Sin duda, son las complicaciones uno de los factores más importantes en la evolución de los pacientes, lo que se demuestra en el análisis del número de complicaciones del presente trabajo, donde influyó más la ausencia de complicaciones en la evolución favorable. También es necesario señalar que a juicio de los autores, la mala evolución de los pacientes sometidos a ventilación mecánica y a tratamiento en una Unidad de Cuidados Intensivos se debe a la mayor gravedad del curso de su enfermedad, no a una deficiente atención en estas unidades. Dentro de las limitaciones que tiene este trabajo se encuentran las propias que se derivan del diseño (observacional retrospectivo), además de que el pronóstico tiene una relación multicausal, que indiscutiblemente no solo agrupa las variables que abordamos.

En nuestro estudio recogemos dos grupos de pacientes, homogéneos, uniformes y comparables, que podrían agruparse en aquellos intervenidos quirúrgicamente y en los pacientes con aneurismas embolizados. Se pueden observar diferencias significativas en la localización aneurismática. Para el tratamiento de los pacientes atendidos en el Hospital Universitario de Getafe se siguieron las guías clínicas universalmente aceptadas en cada momento. Presuponemos que la situación neurológica al ingreso es equiparable en los dos grupos, habiendo sido determinada por la escala de Glasgow y la clasificación Hunt y Hess. Diversas publicaciones han encontrado una mayor frecuencia de aneurismas en gemelos de pacientes con aneurismas cerebrales o en familiares de afectos de HSA, sobre todo cuando hay más de un afectado en la familia. Así se ha calculado que tener 3 o más familiares con aneurisma en una familia, triplica la probabilidad de encontrar otro individuo afectado en esa misma familia. Se han propuesto algunos protocolos de detección de familiares de pacientes afectos con Resonancia Magnética, existiendo una importante rentabilidad diagnóstica cuando hay más de un caso afectado por hemorragia subaracnoidea, siendo además necesario repetir el estudio a lo largo del tiempo. Los mejores estudios de la historia natural de la HSA son los realizados en los años 60-70, ya que en aquella época la proporción de aneurisma rotos no tratados era muy superior a la de hoy día. En estos estudios se evidenció una alta mortalidad, de alrededor del 60% en los primeros 6 meses. Al comparar estudios más recientes con otros previos, se ha comprobado que existe un leve descenso de la mortalidad y un aumento del porcentaje de pacientes con buena evolución final tras HSA. Esta mejoría pudiera estar relacionada con un mejor conocimiento de la fisiopatología de la enfermedad, y consiguientemente un tratamiento más adecuado de ésta, aunque el motivo de esta mejoría es incierto. No obstante, siguen existiendo grandes diferencias (hasta un 20-35%) entre la supervivencia descrita en series hospitalarias y en series poblacionales. Estas elevadas cifras de morbimortalidad apoyan que se adopten protocolos de tratamiento urgentes y eficaces, basados en un análisis sistemático de la literatura, con el fin de incluir al mayor número posible de pacientes con HSA. Diversos factores influyen en la evolución de los pacientes con HSA. Entre ellos destaca la gravedad del sangrado inicial por la importante repercusión que tiene en la evolución final de la enfermedad. La hemorragia produce importantes y profundas reducciones del flujo sanguíneo cerebral asociadas a un incremento agudo de la presión intracraneal que desencadenan un daño isquémico que se puede mantener más allá de los primeros momentos del sangrado. Estos procesos, aunque cada vez más reconocidos, no han encontrado todavía un tratamiento efectivo. Por supuesto la existencia de comorbilidad como en otros cuadros graves dificultará el tratamiento y empeorará el resultado final del enfermo. Por otro lado hay factores relacionados con la localización y morfología del aneurisma responsable del sangrado que también influyen en el pronóstico tales como el tamaño del aneurisma, su localización en la circulación posterior y posiblemente su morfología. Por otro lado, parece cada vez más evidente que existen factores relacionados con la institución hospitalaria que realiza el tratamiento tales como la disponibilidad de tratamiento endovascular así como el volumen de pacientes que trata.

Por otro lado hay que tener en cuenta que los pacientes jóvenes tratados de aneurismas cerebrales presentan mayor predisposición a presentar con el tiempo nuevos aneurismas. Se ha calculado que estos enfermos tienen una frecuencia de formación de nuevos aneurismas de un 1-2% al año. Este dato es importante para establecer el seguimiento de estos enfermos, aunque no se puede proponer ningún método concreto por el momento.

La incidencia de HSA recogida en nuestro trabajo es inferior a la esperable con respecto a los estudios publicados tanto en la literatura nacional como en la internacional[1]. Se sospecha que la causa de esta diferencia podría estar en relación con un posible sesgo de la selección, ya que uno de los criterios de exclusión ha sido no recibir tratamiento quirúrgico o terapia endovascular, o excluir a pacientes que han sido derivados a otros centros, debido a la dispersión del área sanitaria correspondiente al Hospital Universitario de Getafe. La distribución de las localizaciones aneurismáticas recogidas en la literatura es arteria cerebral anterior un 31-36%, arteria carótida interna 21-36%, arteria cerebral media 21% y vasos de la circulación posterior 6-10%. Los casos tratados en el Hospital Universitario de Getafe muestran una tendencia a tener más pacientes intervenidos quirúrgicamente en el territorio de la arteria cerebral anterior y arteria cerebral media, y más pacientes sometidos a embolización en el territorio de la circulación posterior. Esta tendencia es similar a la publicada previamente en la literatura, tanto a nivel nacional como en los estudios internacionales[4].

A pesar de que el ictus isquémico ha recibido atención por parte de las autoridades sanitarias en cuanto a su tratamiento agudo y su traslado a centros con Unidades de Ictus, la HSA no ha recibido tanta atención. Sin embargo, un buen número de pacientes con HSA podrían beneficiarse de recibir de forma inicial un tratamiento y un traslado de forma similar. Es evidente que sería deseable que se instaurara algún mecanismo para detectar aquellos enfermos con alta sospecha de HSA y que éstos fueran remitidos a centros donde pudieran ser tratados, evitando traslados secundarios. El manejo inicial de un enfermo con ictus isquémico o evento hemorrágico debe ser similar. Ha de tenerse en cuenta su situación neurológica, dando especial importancia al nivel de conciencia. Por ello, como ya se ha comentado, la evaluación inicial y la monitorización de la situación neurológica del enfermo debe ser realizada obteniendo la puntuación en la escala de coma de Glasgow y el WFNS del enfermo. Es fundamental como en cualquier otro cuadro grave asegurar una adecuada ventilación a través del mantenimiento de la vía aérea, una adecuada oxigenación y buena perfusión. Existe potencial de deterioro neurológico y por lo tanto de incapacidad para mantener una adecuada ventilación y por ello los enfermos con alteración del nivel de conciencia deberán ser intubados si es necesario. Por todo ello, y debido a la necesidad de una estrecha vigilancia de los enfermos, su exploración neurológica y constantes, consideramos que todos los enfermos que sufren HSA deben ser manejados en una Unidad de Cuidados Intensivos. La estancia hospitalaria media de todos los pacientes tratados en este estudio (tanto hospitalaria global como en UCI) supera con diferencia a la publicada tanto por el Grupo de Patología Vascular de la Sociedad Española de Neurocirugía, como a las series recogidas internacionalmente[5]. Sin embargo, resulta interesante comprobar que se ha publicado que en determinados centros con un alto volumen de pacientes con tratamiento de HSA se muestran estancias hospitalarias claramente más prolongadas[4]. Los autores argumentan que este fenómeno podría ser debido a que agrupan a pacientes de mayor complejidad, o a que se trata de centros menos "eficientes". La estancia media hospitalaria recogida previamente en diversas publicaciones es de 15 a 20 días y de 14 a 17 días para los pacientes intervenidos quirúrgicamente o tratados mediante embolización endovascular, respectivamente. La gran mayoría de las series encuentran diferencias estadísticamente significativas en las diversas estancias hospitalarias, tendiendo a demostrar estancias más breves para los pacientes con tratamiento endovascular, si bien hay algunas series en que esto no queda claramente demostrado. Hasta el día de hoy, la cirugía se ha considerado el tratamiento de elección en los aneurismas causantes de HSA, si bien en el mejor de los casos (referencia inmediata, cirugía precoz), sólo podrían llegar a operarse alrededor del 60% de los enfermos. Sin embargo, resulta difícil comparar los resultados de las distintas series publicadas anteriormente en la literatura, ya que incluyen poblaciones muy diversas, y por lo tanto, las cifras de mortalidad serán muy diferentes según los criterios utilizados en el estudio. Existe controversia sobre cuál es el mejor momento ("*timing*") para intervenir a un paciente con HSA. Hasta la fecha sólo existen dos estudios prospectivos, randomizados que demuestren el beneficio de la cirugía precoz (de 0-3 días) respecto a la tardía (>7-10 días). Aunque hoy día se recomienda cirugía precoz (0-3 días) en aquellos pacientes en buen grado clínico (I-III de la WFNS) y aneurismas no complicados, la fecha de la cirugía por sí misma, no tiene valor predictivo. En la decisión también influyen otros muy diversos factores como son la edad, las enfermedades concomitantes, la localización, el tamaño y la complejidad del aneurisma y la disponibilidad de los medios necesarios. Un factor decisivo a tener en cuenta en el momento de la decisión de intervención precoz o demorada, es el mal grado clínico inicial (Grados IV-V de la WFNS). Antiguamente estos pacientes eran manejados conservadoramente o se practicaba cirugía tardía en aquellos que sobrevivían. Diversos autores han preconizado actualmente un tratamiento médico y quirúrgico agresivo en estos casos, demostrando una mejor evolución final, incluso en pacientes en grado V, y obteniendo una buena recuperación o incapacidad leve entre un 20-40% del total de los pacientes tratados.

Durante la intervención se debe evitar la hipotensión (TA sistólica <60 mmHg). Durante la disección arterial puede ser necesario el "clipaje" temporal de alguno de los vasos de asiento del aneurisma. No está aún determinado el tiempo máximo seguro de oclusión, pero no es conveniente sobrepasar los 20 minutos. La oclusión temporal intermitente parece que ofrece menos riesgos de isquemia, aunque todavía no están bien definidos los tiempos de oclusión. En algunos aneurismas proximales paraclinoideos puede recurrirse a la oclusión temporal de la carótida interna cervical, clipaje transitorio distal al aneurisma e incluso vaciado carotídeo retrógrado para facilitar la disección y clipaje definitivo del cuello aneurismático. Como se ha comentado previamente los aneurismas pueden ser tratados mediante la oclusión de la arteria portadora, aunque esta oclusión conlleva riesgo de isquemia. Este procedimiento se reserva para aneurismas no tratables mediante otras técnicas y es un tratamiento de elección en el caso de aneurismas disecantes y en ampolla o *blebs* o aneurismas que no pueden ser tratados mediante ninguna otra técnica disponible. La presencia o no de isquemia tras la oclusión puede ser predicha mediante un test de oclusión. Dicho test se realiza mediante el inflado durante la angiografía de un balón que ocluye el vaso. Durante esta oclusión se ha de monitorizar la función neurológica, bien mediante la exploración neurológica o mediante algún método electrofisiológico. Si no se producen déficits tras cierta hipotensión en principio se podría ocluir la arteria sin que se produjeran déficits neurológicos. Hoy en día se utiliza también el retraso en la fase venosa de la angiografía para predecir la probabilidad de isquemia. Cuando el test de oclusión es positivo, deberá realizarse un *by-pass* extra-intracraneal para llevar a cabo la oclusión de forma segura. Este algoritmo de tratamiento se está usando cada vez con mayor frecuencia en nuestro país. Una teórica ventaja de la cirugía es el lavado de sangre cisternal, con lo que teóricamente se puede reducir la incidencia de isquemia postoperatoria; esta premisa no se ha podido demostrar, incluso se ha visto que con el lavado agresivo de las cisternas aumenta el riesgo quirúrgico[4]. La estancia media en UCI recogida en la diversa literatura analizada es de 1,8 y 1,7 días para los pacientes intervenidos quirúrgicamente operados y tratados mediante embolización endovascular respectivamente. En el presente estudio se invierte la tendencia previamente publicada en la que los pacientes embolizados suelen tener una menor estancia en UCI. Desgraciadamente no disponemos de una muestra suficientemente grande de pacientes intervenidos como para poder asegurar dicha tendencia. La estancia en UCI suele reflejar el nivel de complejidad de los pacientes tratados. En relación al tiempo de demora entre la hemorragia y el tratamiento no ha habido diferencias estadísticamente significativas en el nuestro trabajo, aunque sí hay una tendencia a tener periodos más largos para la cirugía. Esta tendencia concuerda con la descrita en la literatura. Además, en el *International Subarachnoid Aneurysm Trial* (ISAT) también se confirman estos datos; el periodo entre diagnóstico y tratamiento ha sido mayor para la cirugía (p< 0,0001). Debido a que la valoración de la morbilidad de los tratamientos no era el objetivo primario de este estudio, se ha contabilizado la misma como presente o ausente indistintamente del tipo de morbilidad asociada. Por ello, no se ha distinguido entre complicaciones como el vaso-espasmo post-procedimiento, el resangrado, la infección, la trombosis venosa profunda u otras. Teniendo en cuenta esto, el número global de complicaciones es similar en ambos tipos de tratamiento. En la revisión de la literatura encontramos que es un tema altamente controvertido, y hallamos resultados enormemente dispares según los diferentes estudios publicados y las preferencias de tratamiento quirúrgico o endovascular de los diferentes centros neuroquirúrgicos[7,8].

La eficacia del tratamiento de los aneurismas viene marcado por dos aspectos: disminuir el riesgo de resangrado y conseguir un tratamiento definitivo del aneurisma, es decir, conseguir su exclusión completa de la circulación cerebral. El riesgo de resangrado en los aneurismas embolizados disminuye hasta un 0,9 a 2,9%, aunque otros estudios han estimado un riesgo de un 1,4% al año de re-ruptura. Parece que uno de los factores más importantes a la hora de producirse una recurrencia o una hemorragia tras el tratamiento endovascular es el tamaño y la forma del aneurisma tratado. Para los aneurismas mayores de 2 cm el resangrado es frecuente alcanzando un 33% en un estudio. La recurrencia de los aneurismas también es mayor en aneurismas grandes, fundamentalmente porque la frecuencia de tratamientos incompletos es mayor. Cuando el tratamiento es incompleto la frecuencia de crecimiento del resto del aneurisma es alta, alcanzando cifras de hasta el 49%. El tratamiento es con poca frecuencia completo en series globales de aneurismas, siendo este el resultado hasta en un 55% de los casos. El tamaño del aneurisma y del cuello parecen tener un papel importante en el resultado. Los peores resultados se obtienen en cuellos anchos y mayores tamaños. El riesgo de recurrencia del aneurisma es también alto en aneurismas tratados de forma completa siendo factores de riesgo para su crecimiento el mayor tamaño del aneurisma o su situación con respecto al flujo sanguíneo como la cerebral media o la basilar.

Aunque el seguimiento de los aneurismas embolizados se ha llevado a cabo tradicionalmente mediante la angiografía, parece que la RM craneal puede servir como una alternativa a la angiografía, dejando únicamente la angiografía para el caso de relleno evidente en la RM. La necesidad de seguimiento de los enfermos tratados mediante embolización es evidente, y por ello recomendamos la realización de pruebas de control a largo plazo a estos enfermos[4-6]. Aunque la frecuencia de recanalizaciones y crecimiento de aneurismas tratados mediante tratamiento endovascular continua siendo alta, nuevos avances técnicos probablemente determinarán mejores resultados a este respecto. Por otro lado parece evidente que el uso de esta tecnología ha hecho disminuir la mortalidad de los enfermos con HSA y por ello debe ser utilizada en aquellos casos en los que se consigan mejores resultados. El tratamiento de los aneurismas cerebrales debe ser realizado por un equipo con experiencia constituido por neurocirujanos formados en el tratamiento de patología vascular cerebral e intervencionistas con experiencia. El tratamiento debe ser por tanto realizado en centros que dispongan de ambos especialistas trabajando de forma conjunta. Cada vez es más evidente que el incremento de la experiencia en el tratamiento de esta patología mejora los resultados. Además los centros que incluyen el tratamiento endovascular tratan antes a los enfermos y tienen mejores resultados en general. La recomendación en este sentido es concentrar el tratamiento de estos enfermos en centros que dispongan de ambas técnicas, aunque el efecto de la concentración del tratamiento es menor en los aneurismas rotos. Deberá asimismo establecerse la mejor indicación dependiendo de las características del paciente, su estado clínico y comorbilidad, las características del aneurisma a tratar y la experiencia propia del centro. Aunque de la revisión de la literatura no se pueden extraer indicaciones estrictas, si se pueden sugerir algunas indicaciones generales. El estudio ISAT, en el que se incluían enfermos que podían ser tratados tanto por tratamiento endovascular como quirúrgico, demostró que aunque la mortalidad era similar en ambos ramos de tratamiento, la morbilidad asociada al tratamiento endovascular era menor. Así pues, el tratamiento endovascular debe ser utilizado cuando los resultados con ambas técnicas sean juzgados equivalentes por el equipo encargado del tratamiento. Algunos estudios neuropsicológicos y de calidad de vida en nuestro medio en pacientes tratados con una u otra modalidad terapéutica aprecian una mínima y escasa diferencia a favor de la embolización. Varios estudios prospectivos han mostrado un índice de sangrado similar. Tras una HSA existe un riesgo de resangrado de un 3-4% en las primeras 24 horas, seguido de un riesgo acumulativo entre un 1-2%/día durante las primeras cuatro semanas. En los casos que se trataron conservadoramente, las incidencias de resangrado registradas en el primer mes oscilaron entre 20-30%, estabilizándose después del tercer año. En el Estudio Cooperativo con un mayor seguimiento, encontraron un índice de resangrado del 2.2% por año pasados 6 meses de la hemorragia durante los primeros 10 años, descendiendo a un 0.86% por año a partir de la segunda década. La mortalidad ligada al resangrado se cifra en un 74%[6]. El tratamiento fundamental para prevenir el resangrado es la oclusión del aneurisma (quirúrgica/embolización). El uso de fibrinolíticos en dosis altas durante las primeras 72 horas del sangrado reduce el riesgo de resangrado sin que se produzca un incremento en complicaciones isquémicas. Esta estrategia podría ser útil en los casos en los que fuera necesario llevar a cabo un traslado de centro hospitalario para el tratamiento del aneurisma. Dado el sesgo de selección demostrado por la baja incidencia de la HSA y la baja tasa de mortalidad, junto a la pequeña muestra de pacientes intervenidos en nuestro estudio, se podría argumentar que las conclusiones sobre el re-sangrado pierden su validez estadística. Sin embargo, las tasas de re-sangrado no son diferentes a las que se encuentran en la literatura, y el sesgo histórico de nuestro estudio en principio penalizaría a los pacientes operados, ya que estos son mucho menores. Hay que tener en cuenta que en el Hospital Universitario de Getafe a lo largo de la última década se ha sustituido la cirugía convencional por la embolización endovascular. Estos resultados indican que la embolización endovascular es un excelente tratamiento para la hemorragia subaracnoidea aneurismática, pero que no puede determinarse con rotundidad su indicación absoluta frente a la cirugía[10]. Por todo ello, cualquier toma de decisión en el tipo de tratamiento debería incluir una comparación del riesgo natural, con la eficacia, morbilidad y mortalidad asociada al procedimiento dependiendo de la localización, tamaño y morfología del aneurisma sin olvidar la voluntad del paciente. Como reflexión de futuro, los resultados quirúrgicos empeorarán a medida que el número de cirugías se vaya dividiendo entre un número creciente de neurocirujanos. Si el número de embolizaciones por radiólogo es significativamente mayor que el de clipajes por neurocirujano, son esperables mejores resultados en el tratamiento endovascular debido a la diferencia en experiencia. Menor experiencia en la cirugía significa aumento del riesgo quirúrgico. En lo referente a los factores pronósticos, se establecen claramente criterios clínicos y radiológicos, según los estudios más recientes, que permiten orientación de cara al tratamiento ideal, así como del momento oportuno o "*timing*", tan controvertido en el campo neuroquirúrgico. Es importante destacar lo novedoso de la medición del volumen de sangre en la TC, algo que condiciona claramente el resultado final. Los modelos de regresión logística nos permiten conocer, introduciendo las variables analizadas, el "teórico" pronóstico evolutivo final del paciente, y según esto, decidir cuál es el tratamiento ideal para cada paciente y el momento del mismo, siempre siguiendo los principios de "optimismo" lógicos que hacen que se administren todas las posibilidades terapéuticas válidas, aunque el enfermo se encuentre en una mala situación clínica y neurológica. Por todo ello, el presente estudio concilia la sostenibilidad económica, social y medioambiental en el diagnóstico y manejo terapéutico de los pacientes que sufren hemorragia subaracnoidea aneurismática.

CONCLUSIONES:

1. La hemorragia subaracnoidea es más frecuente en varones (1,2/1), predominando en pacientes cuyas edades oscilan entre los 45 y los 55 años. La incidencia en nuestro medio puede establecerse en 1,5 casos por 100.000 habitantes por año, por debajo de las cifras recogidas en las publicaciones científicas. La HSA es una entidad devastadora que requiere una actuación urgente multidisciplinaria. La escala de Glasgow para el Coma modificada (WFNS) y la escala Evolutiva de Glasgow se relacionan bien con la situación clínica y con el pronóstico final del paciente que padece HSA. El tratamiento mediante embolización endovascular, tal como está descrito en actualmente en la literatura, parece mejorar el pronóstico y la supervivencia global de los pacientes que sufren rotura aneurismática. Los parámetros más influyentes en el pronóstico final en los pacientes que sufren HSA son la situación neurológica al ingreso (WFNS), la cantidad de sangre en la TC de cráneo (Escala de Fisher) y la edad.

2. Tan pronto como se haya hecho el diagnóstico y el paciente se haya estabilizado en sus funciones cardiovascular y respiratoria debe ser trasladado a un centro que disponga de las adecuadas opciones diagnósticas y terapéuticas (Neurocirugía, Neurorradiología intervencionista y UCI Neurológicos). Es fundamental el ingreso del paciente en UCI para un adecuado tratamiento del dolor, evitar factores causales de lesión cerebral secundaria e iniciar administración de nimodipino precozmente. Se debe evitar la hipotensión y la hipovolemia desde los primeros momentos con adecuada reposición de sueros salinos isotónicos.

3.) Todos los enfermos deben ser examinados con TC, inmediatamente después de ser recibidos en el hospital, así como proceder a su ingreso en UCI y realización posterior de arteriografía. La medición del volumen de sangre en la TC es útil, quedando demostrado que a mayor volumen de sangre, peor pronóstico. En el manejo clínico de la HSA los enfermos pueden clasificarse de acuerdo con los factores de riesgo que presentan, según la situación neurológica, la edad y los antecedentes médicos y las características encontradas en la TC (Escala de Fisher).

4. La TC es la prueba diagnóstica de elección cuando se sospecha esta patología; una vez confirmado el diagnóstico, en el mismo acto se puede realizar una angio-TC de polígono de Willis que definirá la presencia y características de la mayoría de los aneurismas. Si el paciente está en situación de emergencia neurológica por un gran hematoma con efecto de masa, con estas exploraciones de calidad adecuada, puede someterse a cirugía.

5. Se debe intentar la exclusión precoz de los aneurismas de la circulación para evitar el resangrado. Es importante realizar arteriografía cerebral y, si se descubre un aneurisma responsable del sangrado susceptible de embolización, realizar el tratamiento endovascular en el mismo acto. Si el aneurisma no es susceptible de embolización, se debe programar cirugía urgente, al menos en pacientes en buen grado clínico.

6. Como principio general, durante la estancia del paciente en la UCI se debe tratar su situación presente, prevenir, si es posible, o detectar precozmente y tratar las muchas y graves complicaciones neurológicas y sistémicas a que estos pacientes están expuestos.

BIBLIOGRAFÍA:

1.- Chen CJ, Buell TJ, Raper DMS, Park MS, Kalani MY, Ironside N, James RF, Ding D. Letter to the Editor. New biomarkers for the management of aneurysmal subarachnoid hemorrhage. J Neurosurg. 2019 Mar 22:1-2.

2.- Li K, Barras CD, Chandra RV, Kok HK, Maingard JT, Carter NS, Russell JH, Lai L, Brooks M, Asadi H. A review on the management of cerebral vasospasm following aneurysmal subarachnoid haemorrhage. World Neurosurg. 2019 Mar 18.

3.- Da Costa BBS, Rabelo NN, Teixeira MJ, Figueiredo EG. Letter: Outcome After Clipping and Coiling for Aneurysmal Subarachnoid Hemorrhage in Clinical Practice in Europe, USA, and Australia. Neurosurgery. 2019 Mar 20.

4.- Marcolini E, Hine J. Approach to the Diagnosis and Management of Subarachnoid Hemorrhage. West J Emerg Med. 2019 Mar;20(2):203-211.

5.- Van Donkelaar CE, Bakker NA, Birks J, Veeger NJGM, Metzemaekers JDM, Molyneux AJ, Groen RJM, van Dijk JMC. Prediction of Outcome After Aneurysmal Subarachnoid Hemorrhage. Stroke. 2019 Mar 14:STROKEAHA118023902.

6.- Spetzler RF, McDougall CG, Zabramski JM, Albuquerque FC, Hills NK, Nakaji P, Karis JP, Wallace RC. Ten-year analysis of saccular aneurysms in the Barrow Ruptured Aneurysm Trial. J Neurosurg. 2019 Mar 8:1-6.

7.- Zhang X, Zuo Q, Tang H, Xue G, Yang P, Zhao R, Li Q, Fang Y, Xu Y, Hong B, Huang Q, Liu J. Stent assisted coiling versus non-stent assisted coiling for the management of ruptured intracranial aneurysms: a meta-analysis and systematic review. J Neurointerv Surg. 2019 Mar 6.

8.- Hollingworth M, Jamjoom AAB, Bulters D, Patel HC. How is vasospasm screening using transcranial Doppler associated with delayed cerebral ischemia and outcomes in aneurysmal subarachnoid hemorrhage? Acta Neurochir (Wien). 2019 Feb;161(2):385-392.

9.- Rinkel, G.J.: Natural history, epidemiology and screening of unruptured intracranial aneurysms. Rev Neurol (Paris) 2008; 164: 781-786.

10.- Sacco, S., Totaro, R., Toni, D., Marini, C., Cerone, D., Carolei, A.: Incidence, case-fatalities and 10-year survival of subarachnoid hemorrhage in a population-based registry. Eur Neurol 2009; 62: 155-160.

11.- Sluzewski, M., van Rooij, W.J., Beute, G.N., Nijssen, P.C.: Late rebleeding of ruptured intracranial aneurysms treated with detachable coils. AJNR Am J Neuroradiol 2005; 26: 2542-2549.

12.- Barker, F.G., Amin-Hanjani, S., Butler, W.E., Ogilvy, C.S., Carter, B.S.: In-hospital mortality and morbidity after surgical treatment of unruptured intracranial aneurysms in the United States, 1996-2000: the effect of hospital and surgeon volume. Neurosurgery 2003; 52: 995-1007.

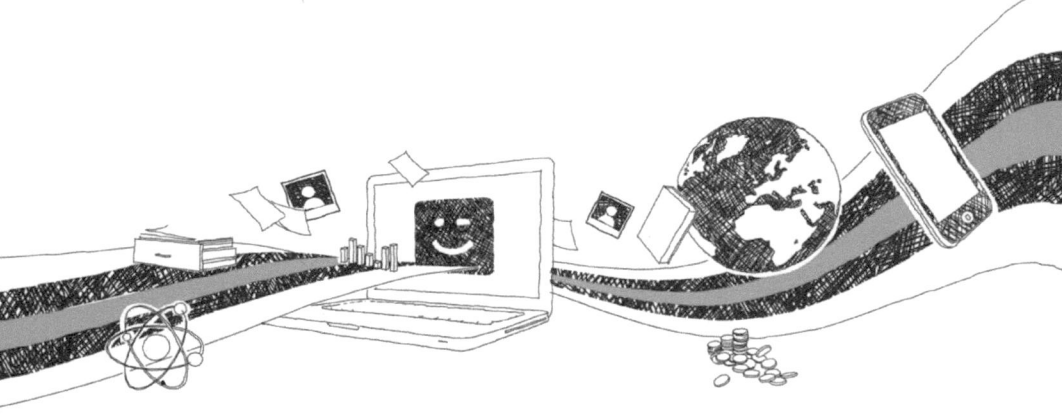
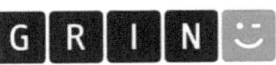